发生在人体里的科普童话

小面包人体旅行记

赵静 著　李依芯　刘朝阳 绘

给孩子的人体科学通识课

人民卫生出版社
·北京·

人体的消化系统包括消化腺和消化道两大部分。

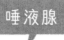
唾液腺

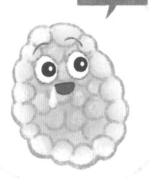

胰腺

肝脏

消化腺是分泌消化液的腺体，主要由唾液腺、肝脏、胰腺这些大消化腺以及那些分布于消化道管壁的小消化腺组成。

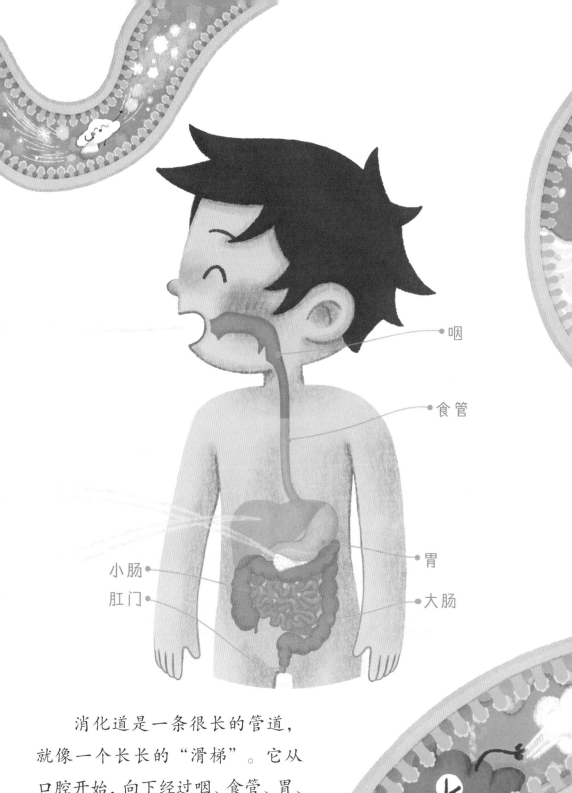

咽

食管

胃

小肠

肛门

大肠

　　消化道是一条很长的管道，就像一个长长的"滑梯"。它从口腔开始，向下经过咽、食管、胃、小肠、大肠，最后到达肛门。

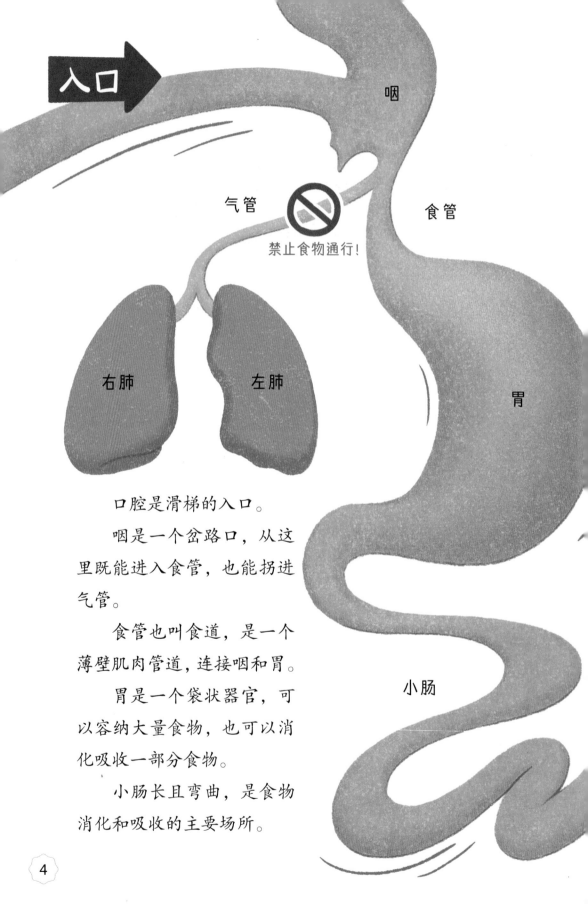

入口

咽

气管

食管

禁止食物通行！

右肺   左肺

胃

口腔是滑梯的入口。

咽是一个岔路口，从这里既能进入食管，也能拐进气管。

食管也叫食道，是一个薄壁肌肉管道，连接咽和胃。

胃是一个袋状器官，可以容纳大量食物，也可以消化吸收一部分食物。

小肠

小肠长且弯曲，是食物消化和吸收的主要场所。

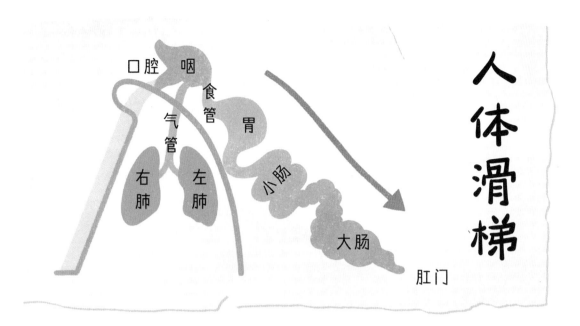

口腔 咽 食管 气管 胃 右肺 左肺 小肠 大肠 肛门

人体滑梯

大肠的主要功能是回收水分，将食物残渣形成粪便。最终，粪便从肛门排出。

知道了食物的消化过程，再来看看胖胖小面包的故事吧。

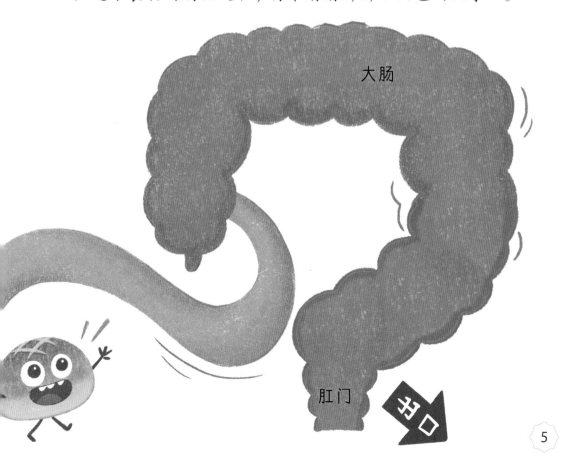

大肠

肛门

出口

我是胖胖小面包，小小的，圆圆的，嗯，还有点儿香香甜甜的。很多小朋友一看见我，就忍不住——开始"滴答滴答"流口水了！

孙悟空会七十二变，你们会吗？告诉你们吧，我会变化！

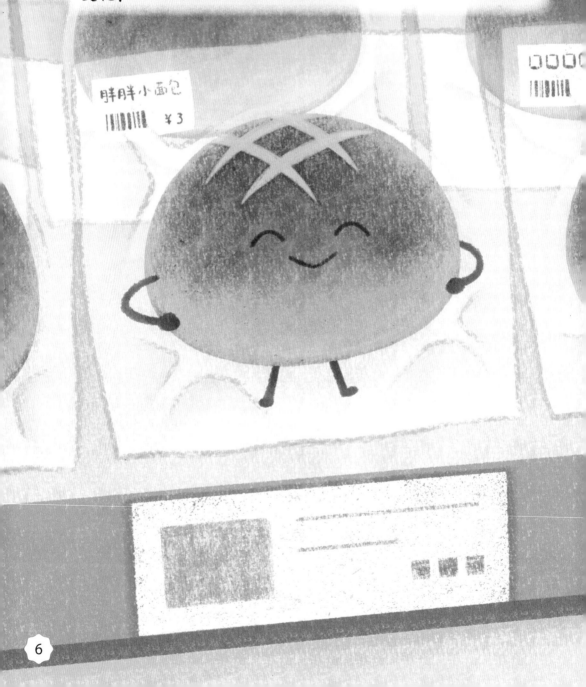

胖胖小面包
¥3

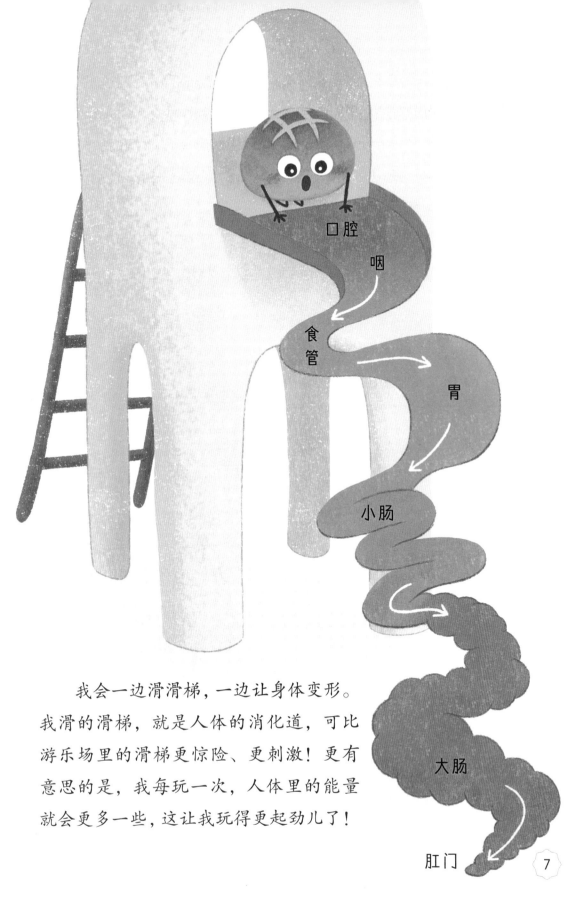

口腔

咽

食管

胃

小肠

大肠

肛门

我会一边滑滑梯，一边让身体变形。我滑的滑梯，就是人体的消化道，可比游乐场里的滑梯更惊险、更刺激！更有意思的是，我每玩一次，人体里的能量就会更多一些，这让我玩得更起劲儿了！

可是，千万别以为我可以"噌"地一下滑下去。即使有消化腺分泌的消化液来滋润滑梯，让消化道变得滑溜溜的，事情也没有那么简单。像消化道这样的滑梯，里面黑乎乎的，啥也看不见，而且还曲里拐弯的，我要经过好多道关卡，才能冲到出口呢。

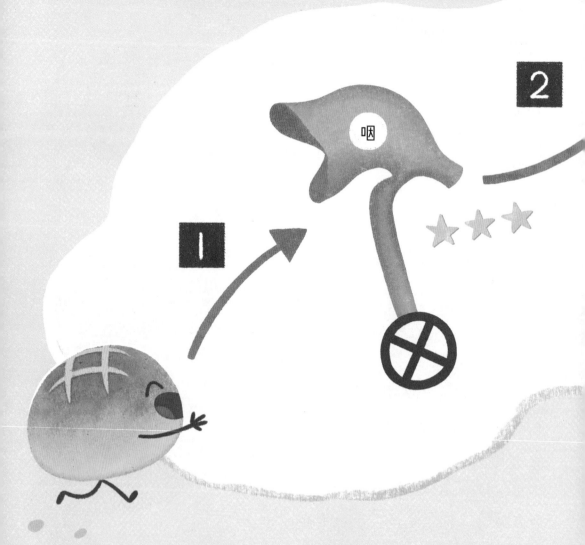

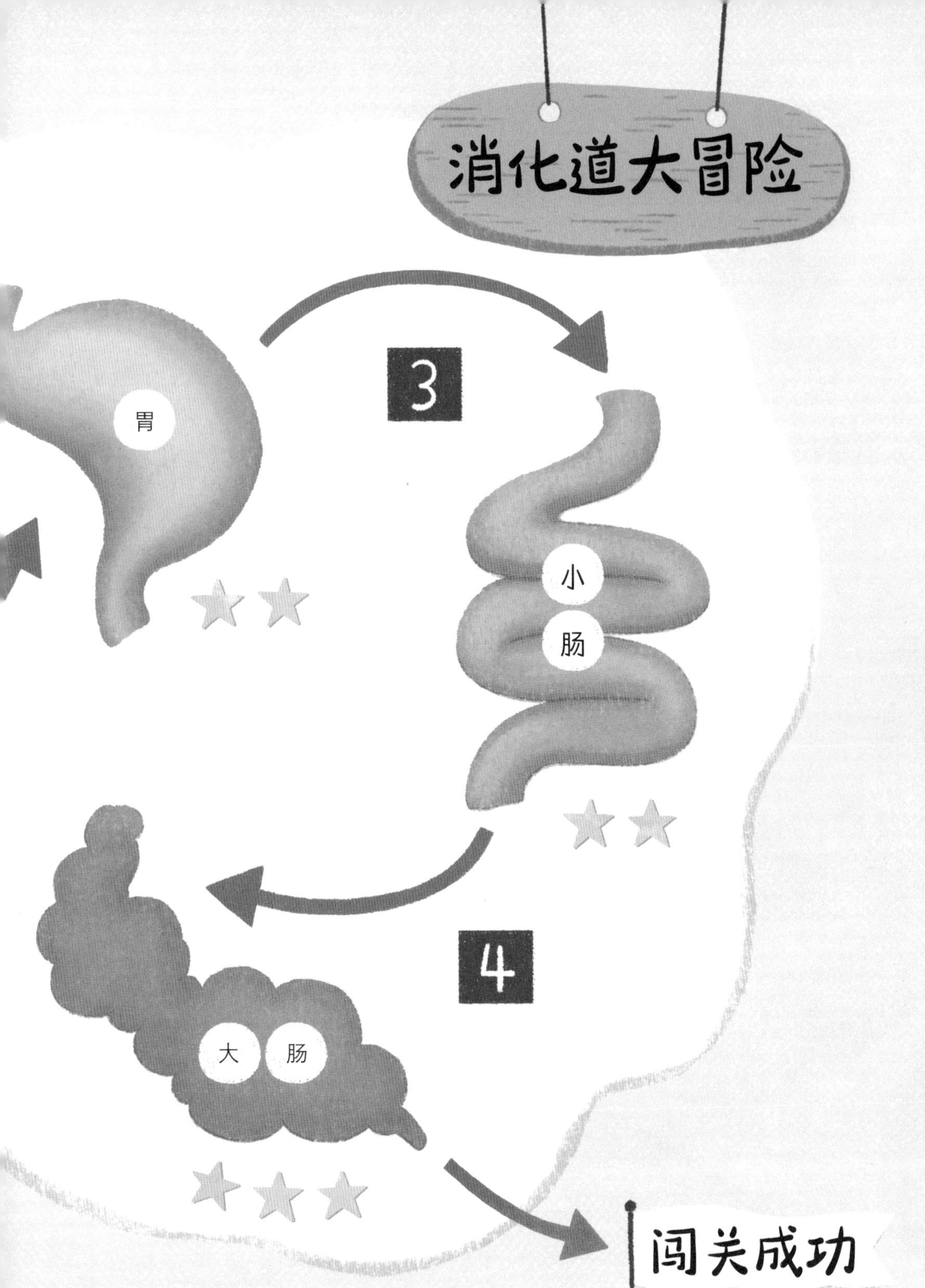

消化道大冒险

胃

3

★ ★

小
肠

★ ★

4

大 肠

★ ★ ★

闯关成功

下面，我给大家讲讲我滑滑梯的经历，你们就知道我没有吹牛啦。

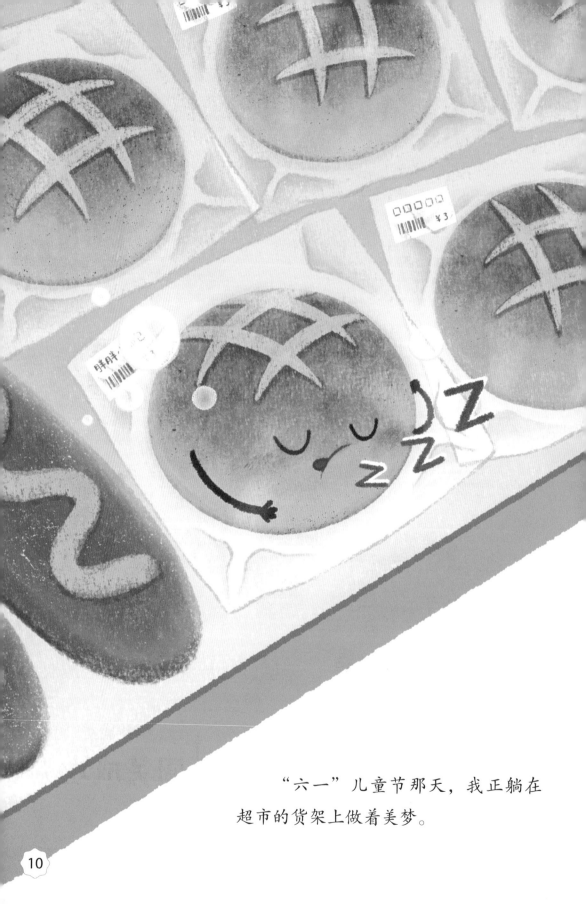

"六一"儿童节那天，我正躺在
超市的货架上做着美梦。

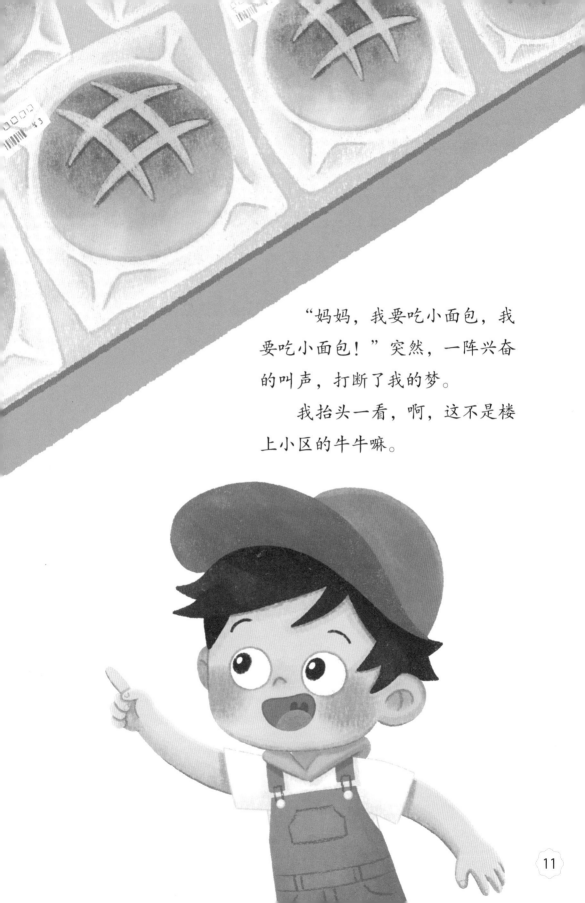

"妈妈，我要吃小面包，我要吃小面包！"突然，一阵兴奋的叫声，打断了我的梦。

我抬头一看，啊，这不是楼上小区的牛牛嘛。

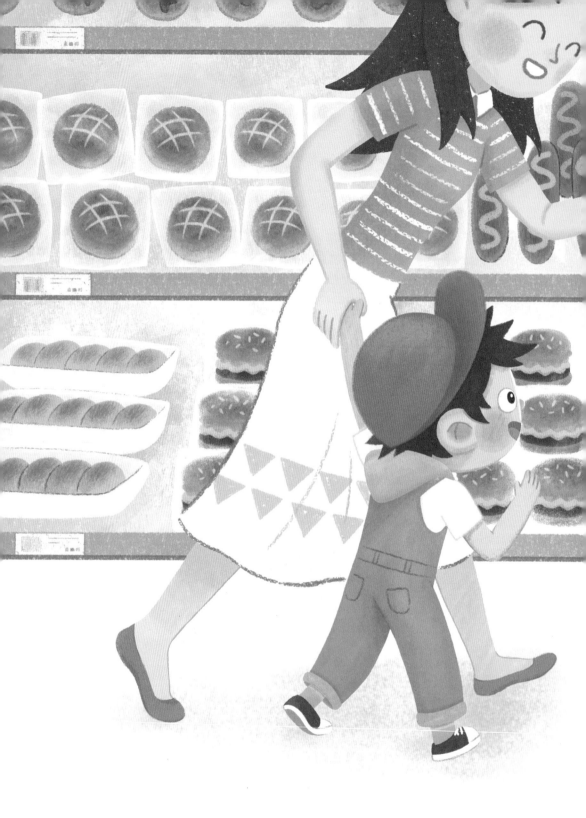

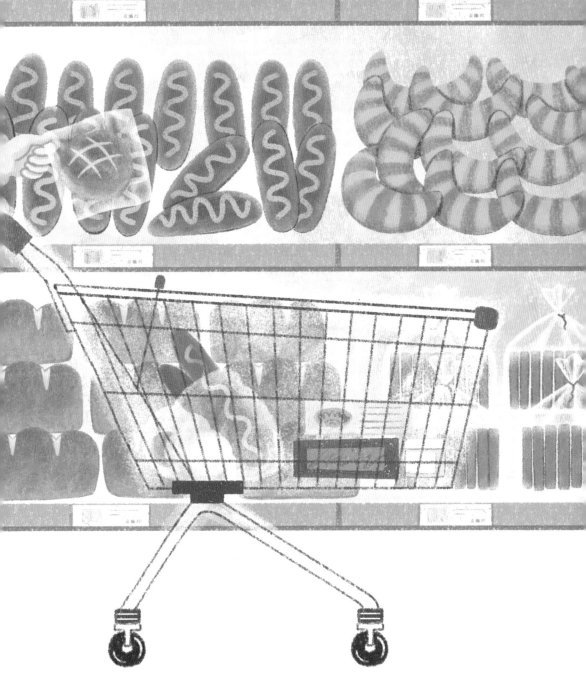

　　牛牛今年5岁，他很喜欢跟着妈妈一起逛超市。

　　"小面包，小面包，又是小面包。别忘记还要吃鸡蛋和水果哟。"妈妈一边笑，一边把我——小面包，从货架上取了下来，放进了购物车里。

刚到家，洗好手，牛牛就迫不及待地撕开袋子，把我塞进嘴里。

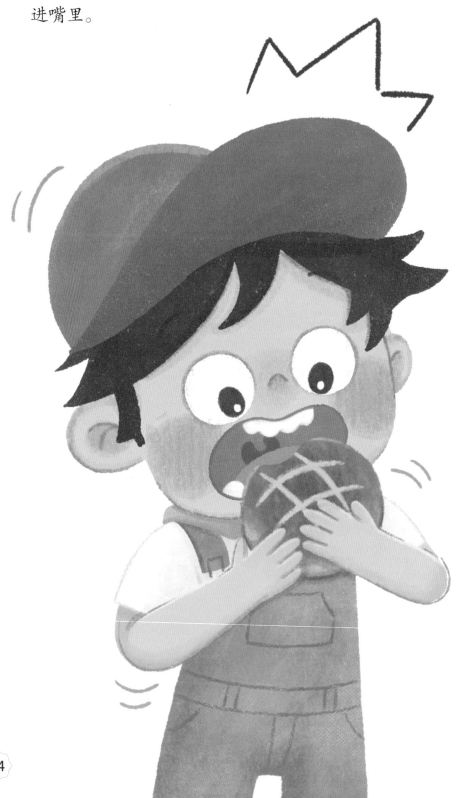

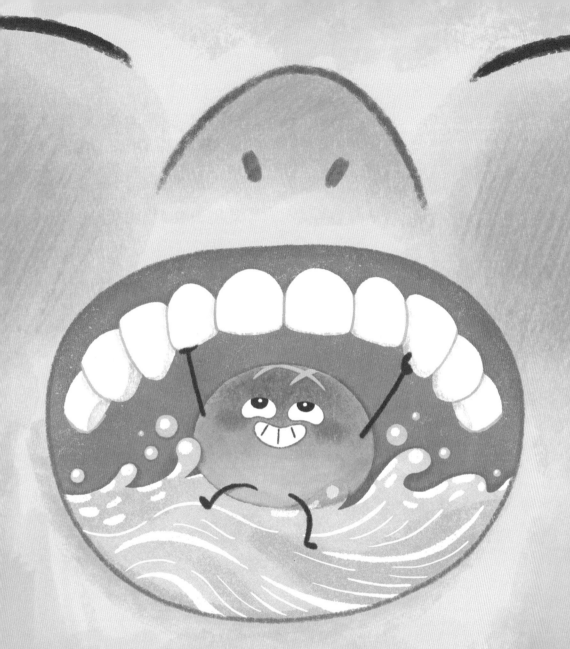

哇，牛牛嘴巴里的口水，可真多呀！

"啊呜，啊呜"……牛牛不停地嚼啊嚼。我在牛牛的嘴巴里，左躲右闪。

我还想多玩一会儿呢，不想这么快被牙齿切碎、被口水软化掉。我决定跟急脾气的牛牛玩捉迷藏，让他体会一下细嚼慢咽的感觉。

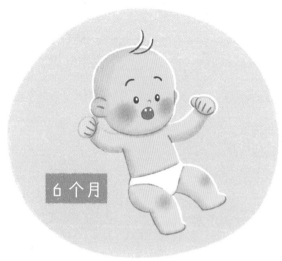

6个月

可牛牛口腔里的牙齿，也太厉害了！它们紧紧地站成一排，让还是一大块面包的我，没有漏洞可钻。

牛牛6个月时就开始长牙了，两岁半时，20颗乳牙全部长齐了。等他到了6岁左右，会开始经历一件人生大事——换牙。乳牙将逐渐被恒牙替换掉。

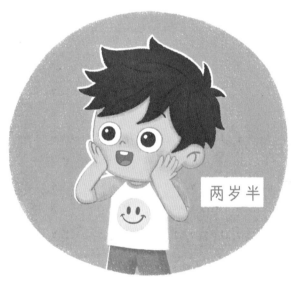

两岁半

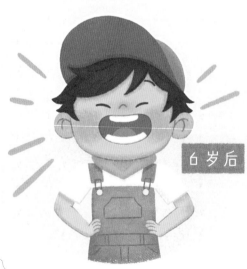

6岁后

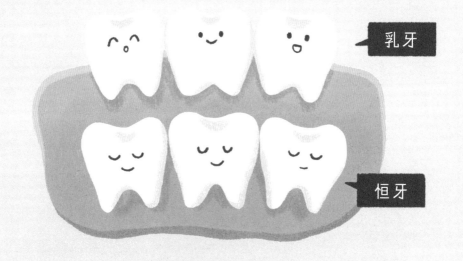

乳牙

恒牙

社区医生说："换牙一点儿也不可怕，就是乳牙松动了，被它下面长出来的恒牙顶掉了。恒牙一共有 28~32 颗，如果你好好爱护它们，它们会陪伴你一生！"

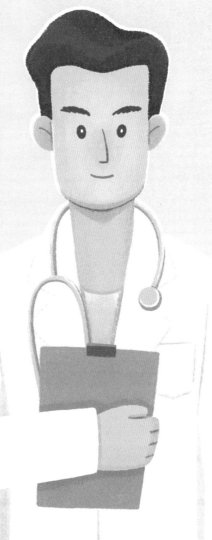

虽然牛牛还没长出恒牙，可他现有的20颗乳牙也不错呀，白白净净、整整齐齐的。

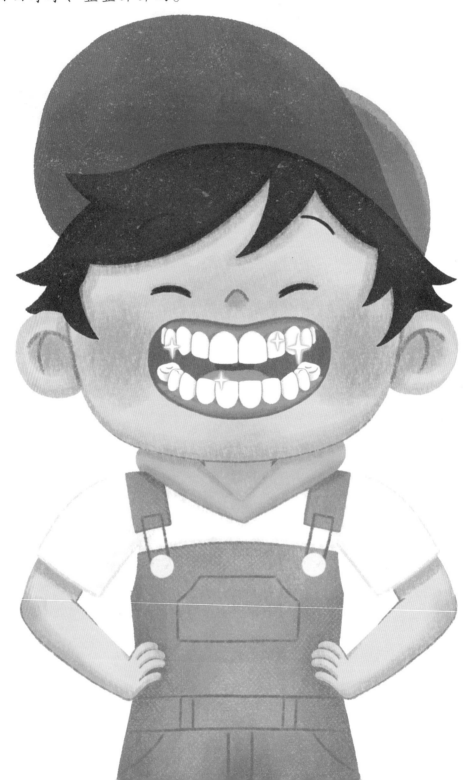

乳切牙

切割

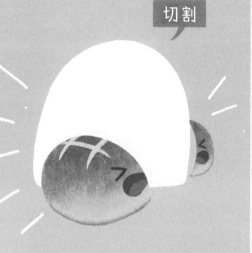

牛牛先用嘴巴门口的 8 颗门牙（乳中切牙和乳侧切牙），把吃进嘴的食物切成一小块一小块的。

乳尖牙

穿刺

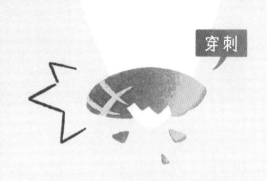

然后再用嘴角边的 4 颗乳尖牙，把切成小块的食物进行穿刺、撕裂。

乳磨牙

研磨

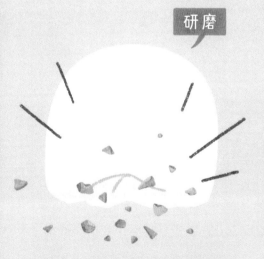

排在牛牛嘴巴最里边的 8 颗牙齿，叫乳磨牙，它们是牙齿家族里的大块头，主要负责咀嚼食物，把食物磨碎。

舌头

搅拌

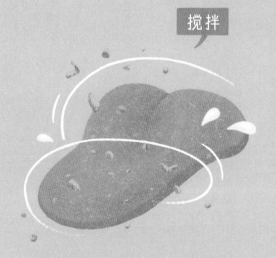

躺在嘴巴里的红色的大舌头，是一块肌肉。这块肌肉，就像一个力大无比的搅拌机。

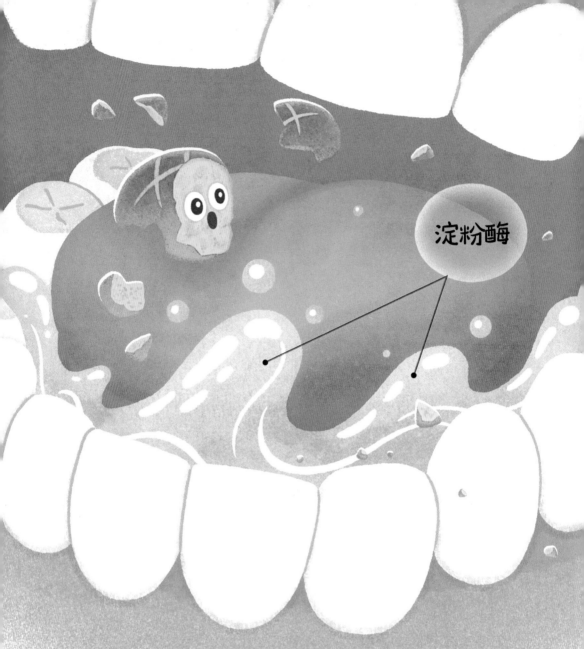

淀粉酶

　　牛牛快速地咀嚼着。我从一大块面包，变成了无数个小颗粒，在两排牙齿间跳来跳去，被大舌头翻来搅去。舌头下面和腮部还在"咕噜咕噜"地向外冒口水。

　　牛牛的口水可神奇了，不仅能帮我杀灭身上的一些细菌，还含有一种叫淀粉酶的东西，能让我产生一股淡淡的甜味。

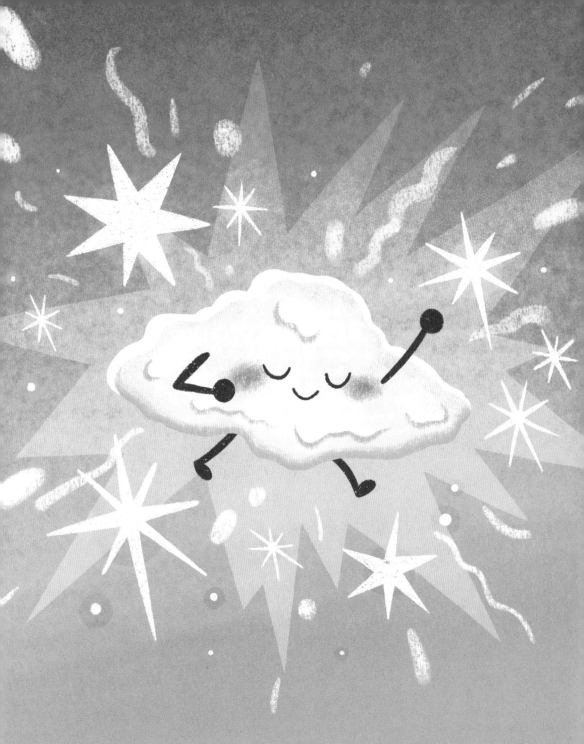

　　不一会儿，我就被磨碎了，与口水混合在一起，变成了一团像泥巴一样的东西。

　　哈哈，小面包第一次变身，胜利完成！

食管

？

接下来，该往哪儿走呢？哎呀，到处黑咕隆咚的，早知道，我带一个微型探照灯就好了。

小心气管
食物禁行

！

变成泥巴一样的我正琢磨着，却"咕噜"一声，从咽部滚落了下去。牛牛，你也太不够哥们了，你在大力吞咽之前，至少也得提醒我一下吧，这可吓坏我了！

咕噜！

就这样，我被吞下，到了一条直直的、滑溜溜的管道。这个管道就是食管。

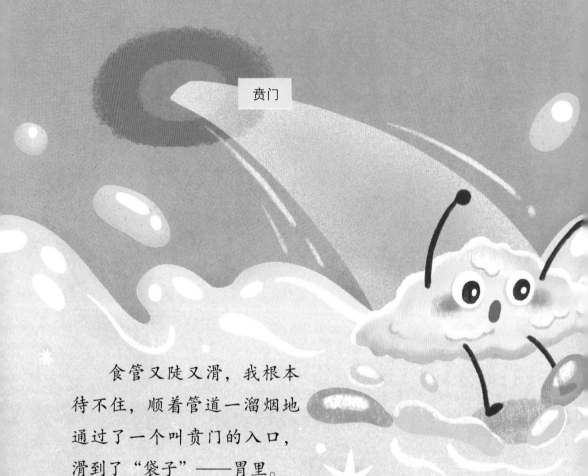

贲门

食管又陡又滑，我根本
待不住，顺着管道一溜烟地
通过了一个叫贲门的入口，
滑到了"袋子"——胃里。

这里面有一片"湖"，是大量的胃
液，我得在这个湖里好好泡个澡，酸酸
的湖水能让我后面的变身更顺利。好了，
让我悠闲地泡澡、唱歌……

忽然，一阵地动山摇，翻江倒海，我被掀得东倒西歪，像个皮球被抛来抛去的。

怎么回事？地球上有海啸，有地震，难道人的胃里也会发生海啸和地震？

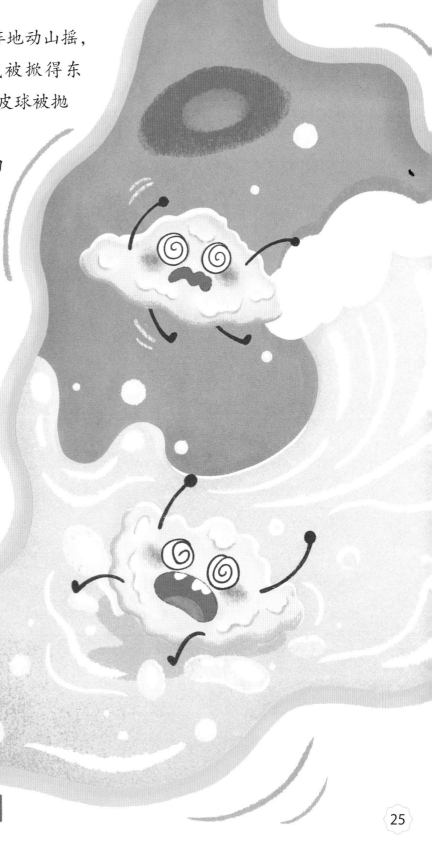

幽门

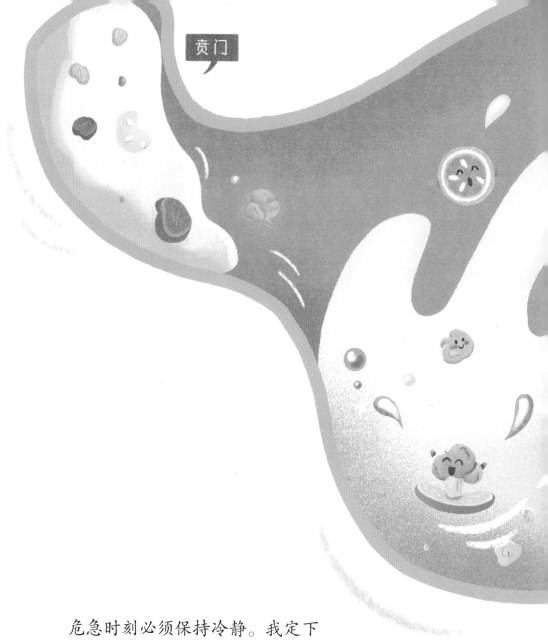

危急时刻必须保持冷静。我定下神来，仔细观察。

原来是牛牛的胃，它像个一紧一松的拳头，在不停收缩、挤压着我。

好吧，趁此机会，我可以玩点儿花样出来。我在湖里游来游去，冲浪翻滚，尽情玩耍。

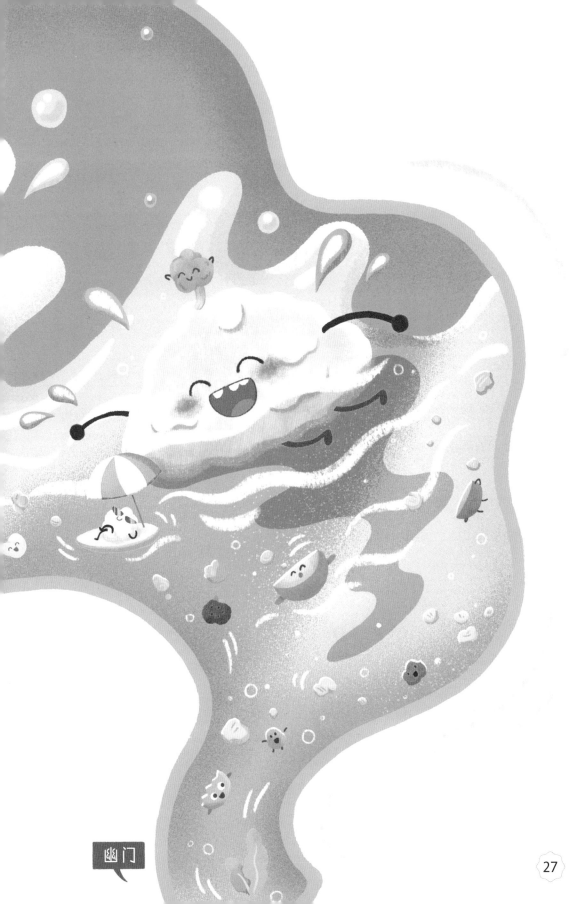

幽门

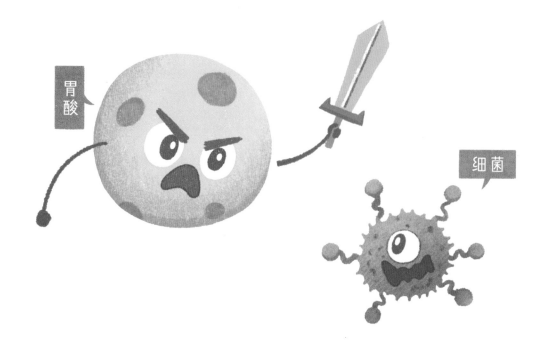

湖里的胃酸，帮我杀死了身上的细菌。还有许多叫胃蛋白酶的物质，帮我把身上的宝贝——蛋白质，分解为更小的颗粒。

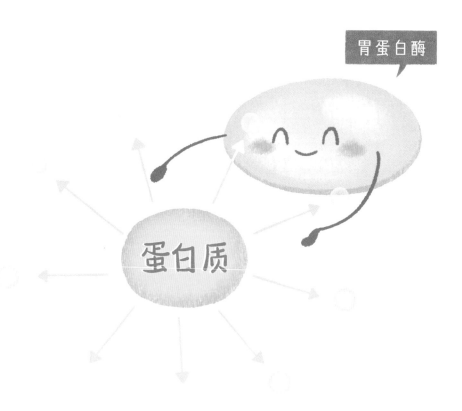

终于，泥巴一般的我与胃液湖水混合，变成了像稀粥一样的东西。

小面包第二次变身，胜利完成！

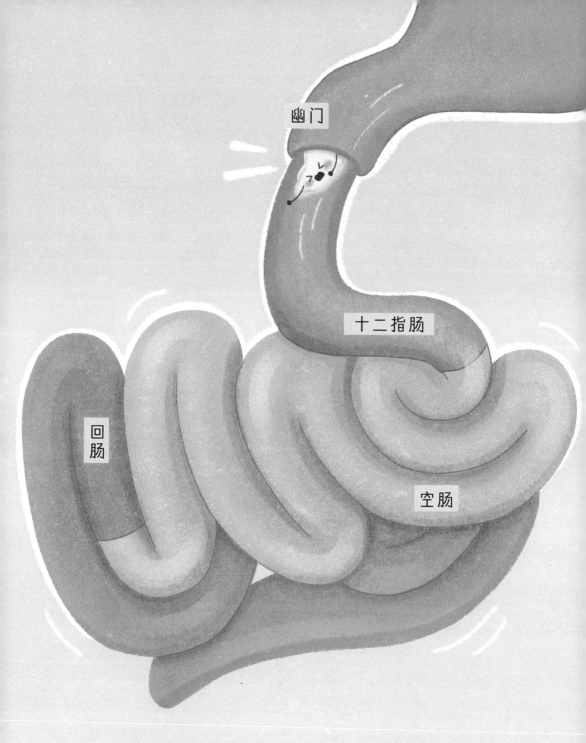

幽门

十二指肠

回肠

空肠

后来，我找到一个叫幽门的出口，钻进了一段新的"隧道"——小肠。小肠分三段：十二指肠、空肠、回肠。它们又窄又长，还弯弯曲曲、坑坑洼洼的。

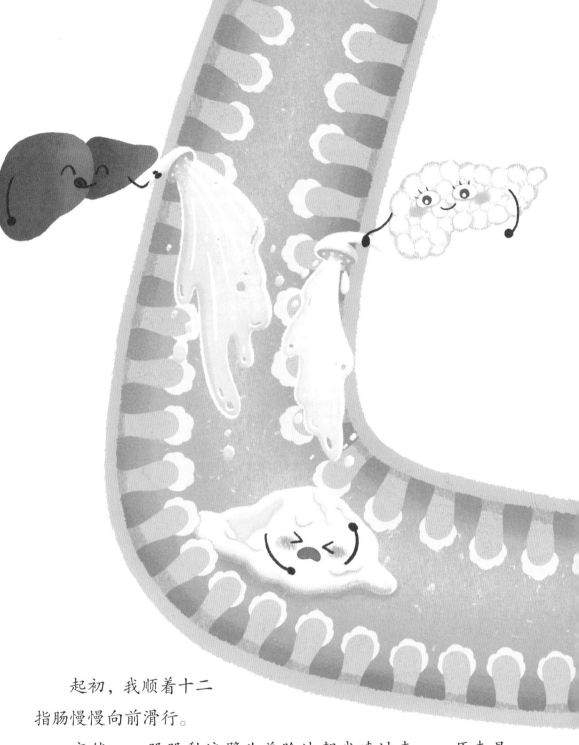

　　起初，我顺着十二
指肠慢慢向前滑行。

　　突然，一股股黏液劈头盖脸地朝我喷过来——原来是
肝送来的黄绿色的胆汁。哦，还有胰腺送来的无色透明的
胰液呢。

"牛牛，你已经吃了不少面包了，等下要吃些蔬菜和水果。你如果体重超标就需要减肥了！"看着牛牛还在吃，妈妈担心地说。

减肥？我也需要减肥了，可是怎么减呢？看，肝和胰腺有的是办法。

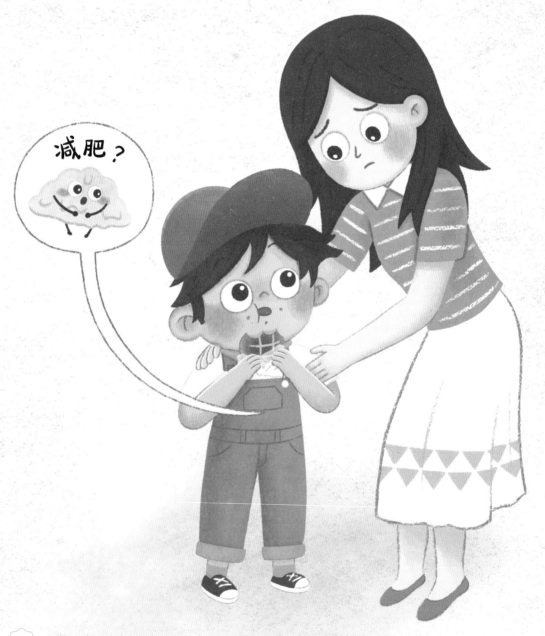

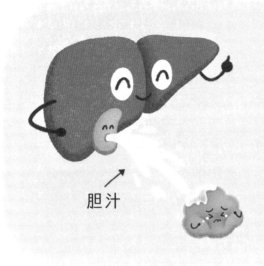

肝分泌的胆汁，储存在胆囊里，它们可以帮助消化脂肪。

药物和那些没用的、有毒的东西，也都被肝彻底分解了，或者不分解，直接排出体外。

胆汁

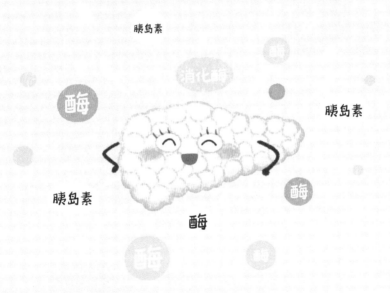

胰岛素

酶

消化酶

胰岛素

胰岛素

酶

胰腺是人体重要的消化腺，能分泌多种消化酶和胰岛素等物质。在消化脂肪、蛋白质的过程中，酶是立了大功的。假如没有消化酶，消化一口馒头可能要一年时间，要是想加快速度，就必须使用300℃以上的高温，而这在生物体内是不可能实现的。

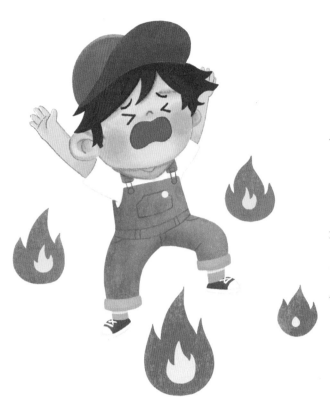

哎呀，为了享受我这个小面包，难道牛牛得先把自己烤熟了？

为了可怜的牛牛在享用我的时候不被烤熟，我赶紧请求胰腺：请你多分泌一些酶吧，好让牛牛舒舒服服地享受美食。

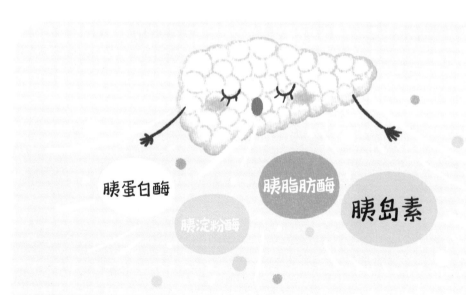

胰蛋白酶

胰淀粉酶

胰脂肪酶

胰岛素

还有，请你多分泌胰岛素，让它好好地去工作。牛牛血液中的糖分含量就靠它来调节了。缺少了胰岛素，人就会得糖尿病——那可是一种可怕的疾病啊！

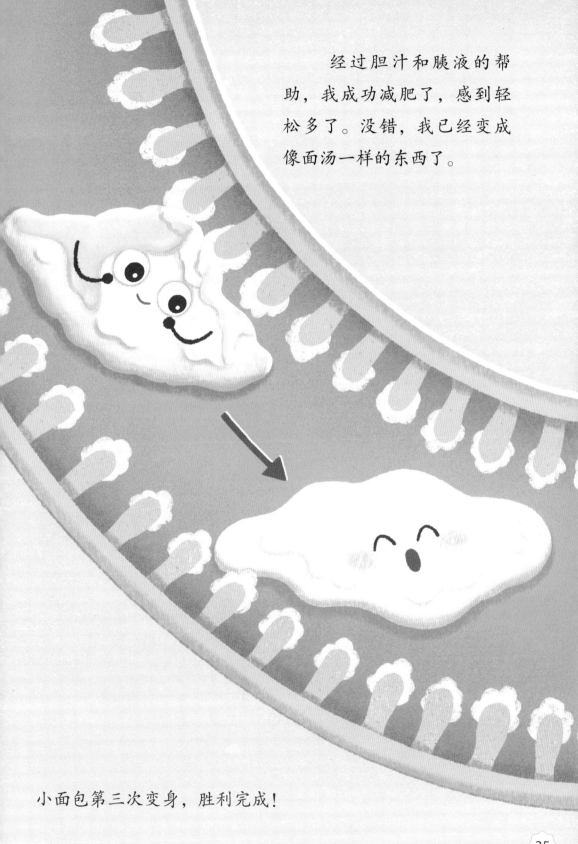

经过胆汁和胰液的帮助，我成功减肥了，感到轻松多了。没错，我已经变成像面汤一样的东西了。

小面包第三次变身，胜利完成！

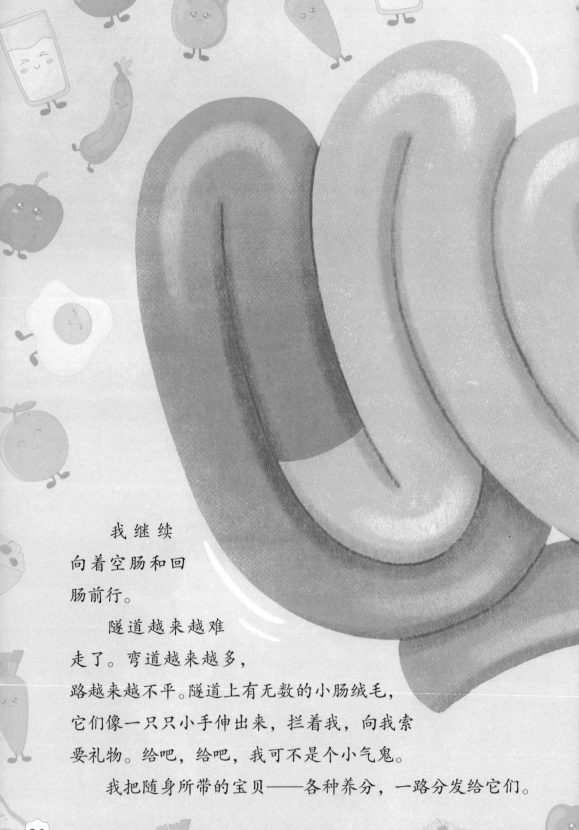

　　我继续
向着空肠和回
肠前行。

　　隧道越来越难
走了。弯道越来越多，
路越来越不平。隧道上有无数的小肠绒毛，
它们像一只只小手伸出来，拦着我，向我索
要礼物。给吧，给吧，我可不是个小气鬼。

　　我把随身所带的宝贝——各种养分，一路分发给它们。

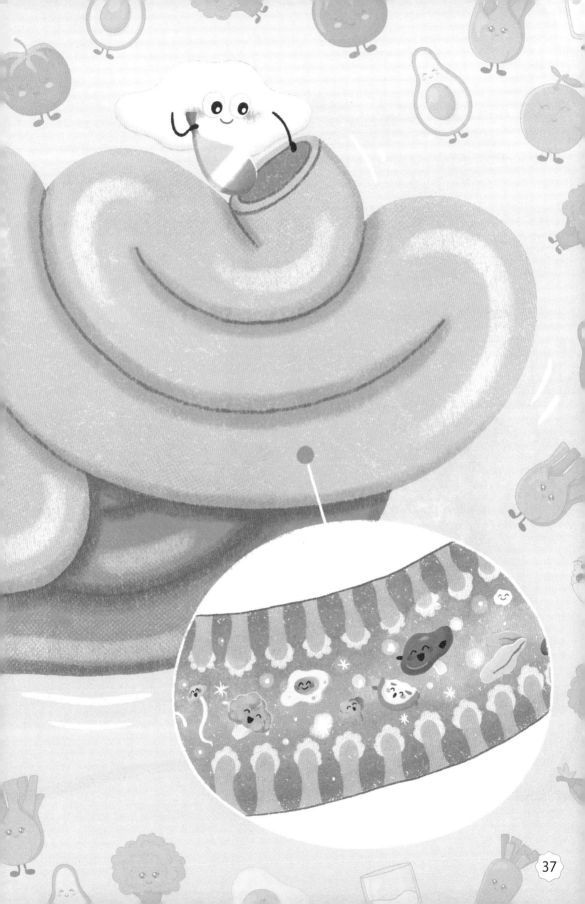

小肠绒毛把接过去的养分放进牛牛肠壁的血管里，由血液把养分送到牛牛身体的各个部分，供各种细胞享用。

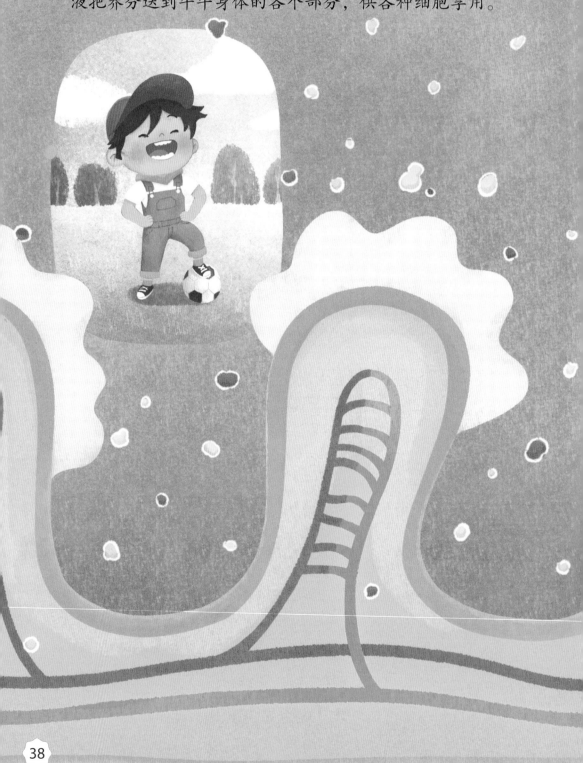

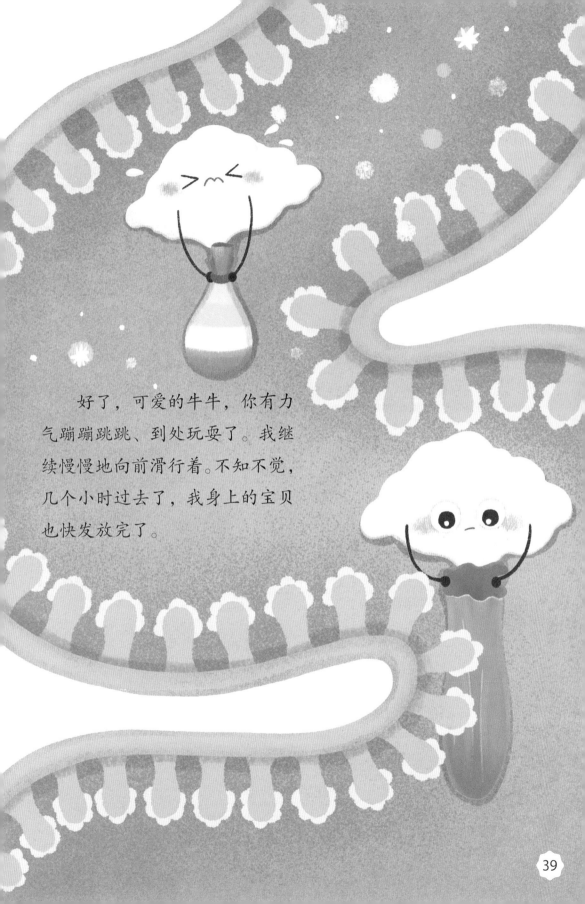

好了，可爱的牛牛，你有力气蹦蹦跳跳、到处玩耍了。我继续慢慢地向前滑行着。不知不觉，几个小时过去了，我身上的宝贝也快发放完了。

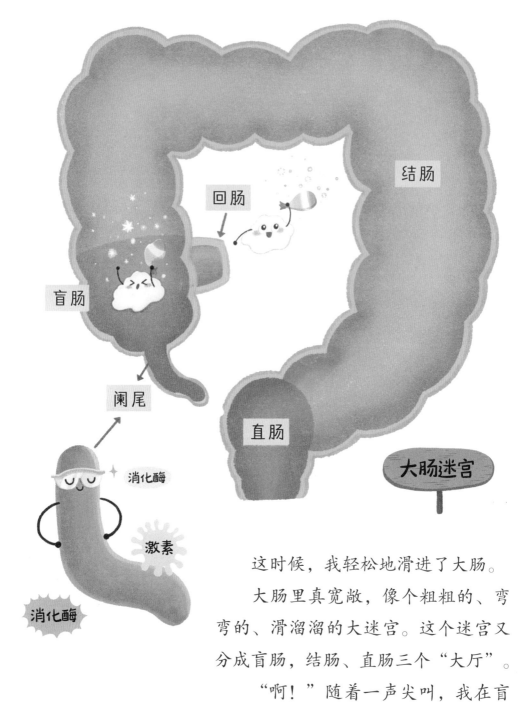

结肠

回肠

盲肠

阑尾

直肠

消化酶

激素

消化酶

大肠迷宫

这时候，我轻松地滑进了大肠。

大肠里真宽敞，像个粗粗的、弯弯的、滑溜溜的大迷宫。这个迷宫又分成盲肠、结肠、直肠三个"大厅"。

"啊！"随着一声尖叫，我在盲肠大厅不小心滑了一跤，差点儿掉进了陷阱。这个陷阱其实叫"阑尾"，它像个细长弯曲的小尾巴，挂在盲肠后部，是很重要的地下工厂。它能生产出多种物质和各种消化酶、激素等，可促使肠管蠕动，帮助消化，提高人体免疫力。

万一我不小心掉进阑尾，很可能会引起炎症，也就是阑尾炎，那牛牛可就要倒大霉了——他会疼得死去活来。

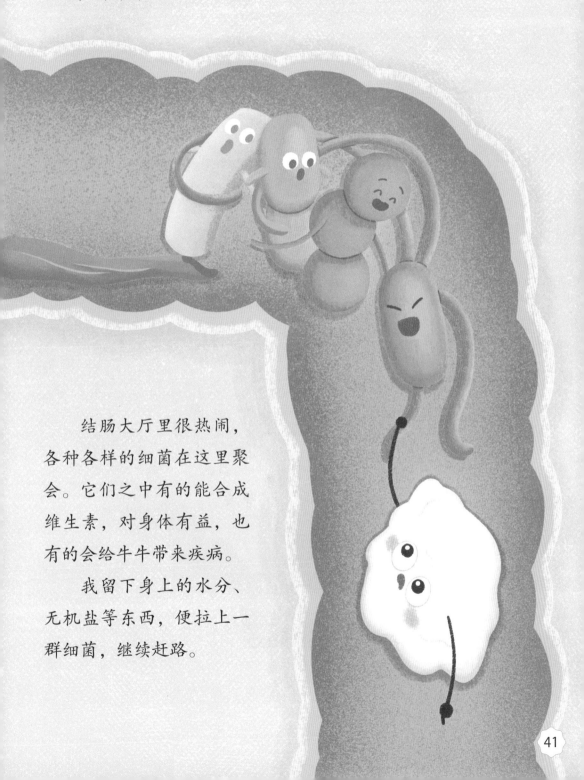

结肠大厅里很热闹，各种各样的细菌在这里聚会。它们之中有的能合成维生素，对身体有益，也有的会给牛牛带来疾病。

我留下身上的水分、无机盐等东西，便拉上一群细菌，继续赶路。

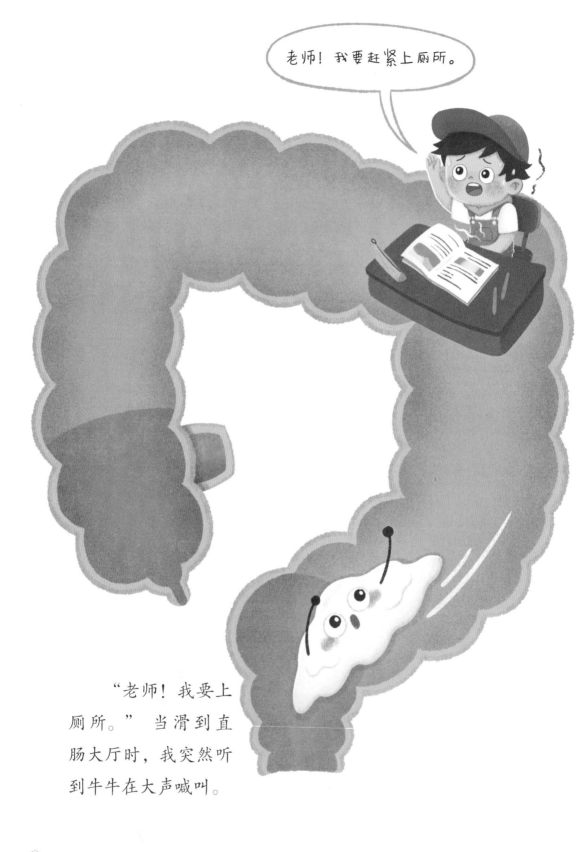

"老师！我要上厕所。" 当滑到直肠大厅时，我突然听到牛牛在大声喊叫。

我低头打量了一下自己，几乎不敢相信自己的眼睛："哎呀，我怎么变成这个样子了？"

　　我和我带着的细菌，还有很多其他成分，在大肠的搅拌下，已经融为一体，我要迎来最后的变身啦。

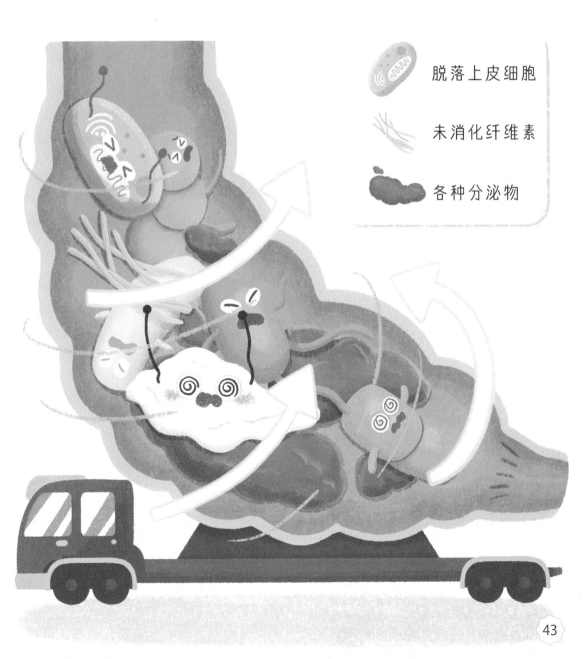

脱落上皮细胞

未消化纤维素

各种分泌物

终于，我变成一团粪便了。

牛牛匆匆跑到厕所里，一使劲儿，我就从肛门冲了出来，落到便池里，钻进了下水道……

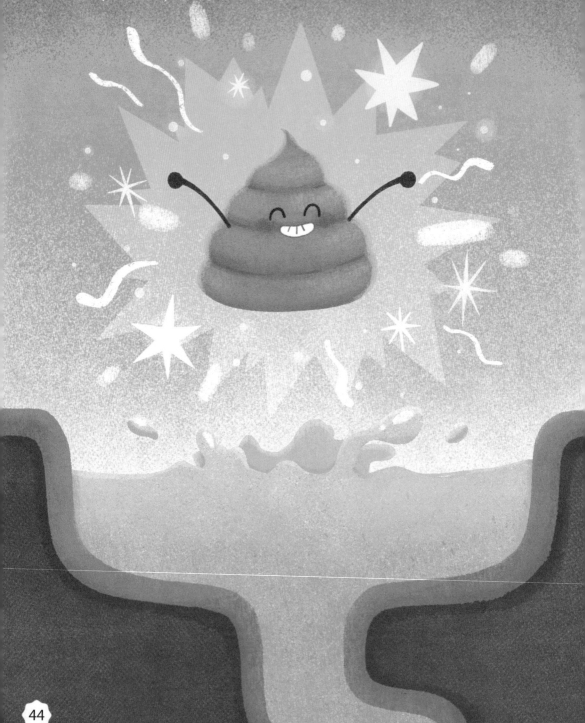

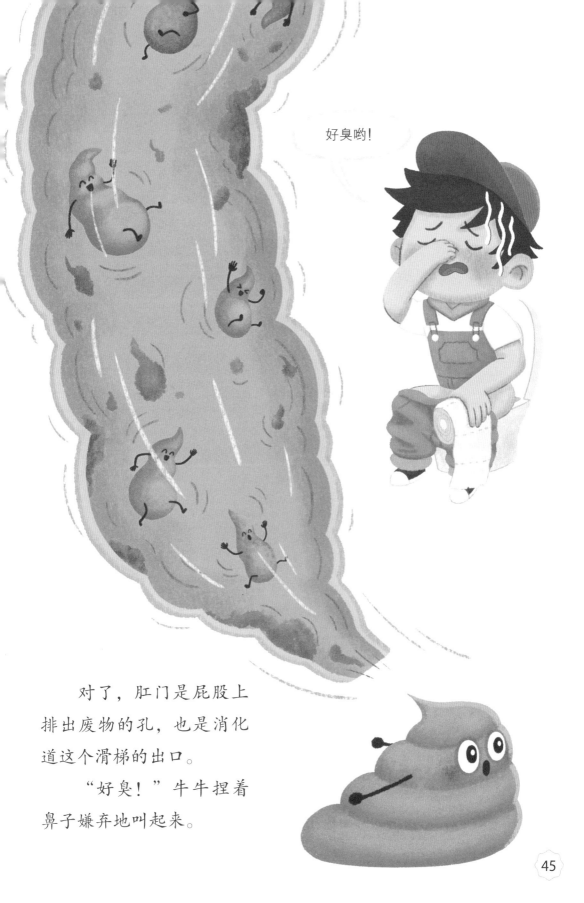

好臭哟！

对了，肛门是屁股上排出废物的孔，也是消化道这个滑梯的出口。

"好臭！"牛牛捏着鼻子嫌弃地叫起来。

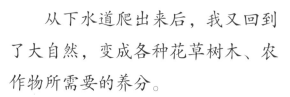

从下水道爬出来后，我又回到了大自然，变成各种花草树木、农作物所需要的养分。

好了，我这个小面包大变身之旅，胜利完成了！

图中的化学元素：氮（N）、磷（P）、钾（K），都是植物非常需要的肥料。

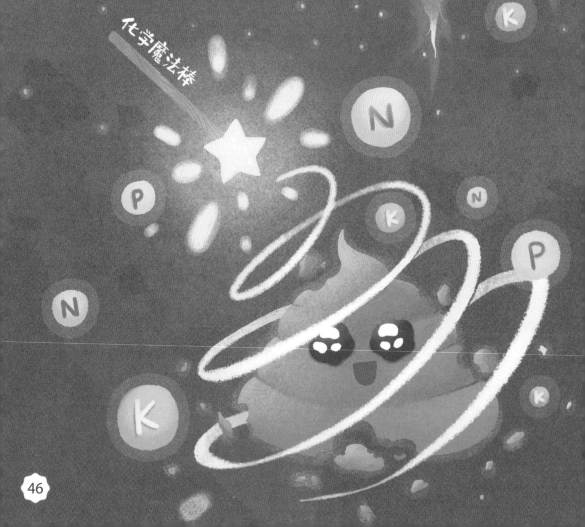

化学魔法棒

小朋友们，我的成功变身为你们的成长提供了多种营养，你们要好好吃饭，长得更快、更壮哟！

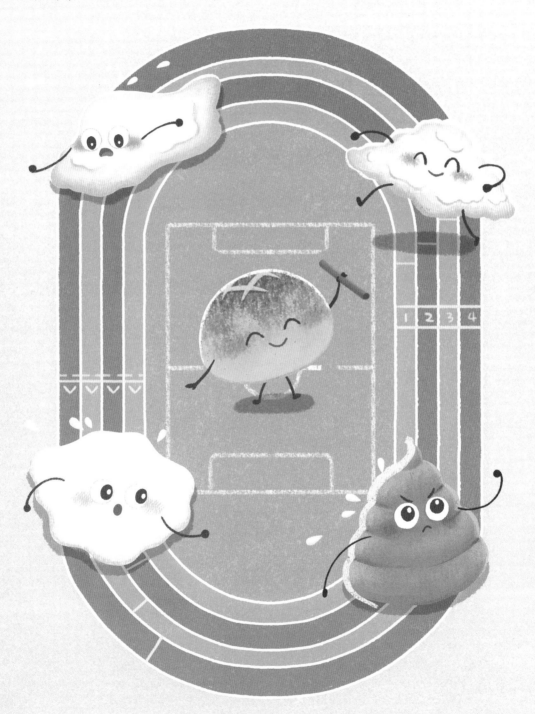

图书在版编目（CIP）数据

小面包人体旅行记 / 赵静著；李依芯，刘朝阳绘
. —北京：人民卫生出版社，2024.4
（发生在人体里的科普童话）
ISBN 978-7-117-34890-4

Ⅰ. ①小⋯　Ⅱ. ①赵⋯ ②李⋯ ③刘⋯　Ⅲ. ①消化系
统—儿童读物　Ⅳ. ①R322.4-49

中国国家版本馆 CIP 数据核字（2023）第 113987 号

| 人卫智网 | www.ipmph.com | 医学教育、学术、考试、健康，购书智慧智能综合服务平台 |
| 人卫官网 | www.pmph.com | 人卫官方资讯发布平台 |

发生在人体里的科普童话
小面包人体旅行记
Fasheng Zai Renti Li de Kepu Tonghua
Xiao Mianbao Renti Lüxingji

著：赵　静
绘：李依芯　刘朝阳
出版发行：人民卫生出版社（中继线 010-59780011）
地　　址：北京市朝阳区潘家园南里 19 号
邮　　编：100021
E - mail：pmph @ pmph.com
购书热线：010-59787592　010-59787584　010-65264830
印　　刷：北京盛通印刷股份有限公司
经　　销：新华书店
开　　本：710×1000　1/16　印张：3
字　　数：34 千字
版　　次：2024 年 4 月第 1 版
印　　次：2024 年 5 月第 1 次印刷
标准书号：ISBN 978-7-117-34890-4
定　　价：35.00 元
打击盗版举报电话：010-59787491　E-mail：WQ @ pmph.com
质量问题联系电话：010-59787234　E-mail：zhiliang @ pmph.com
数字融合服务电话：4001118166　E-mail：zengzhi @ pmph.com